AF596999

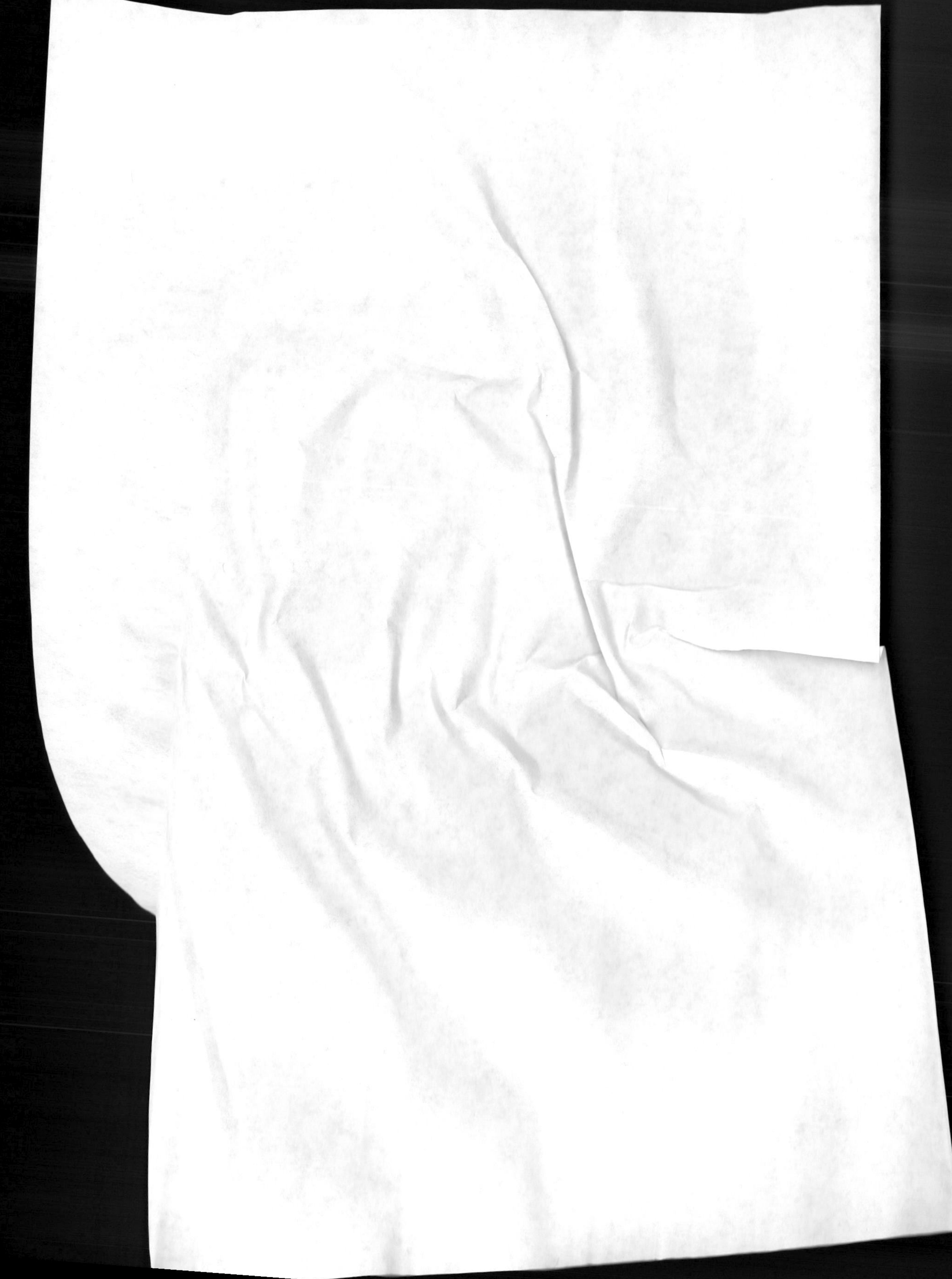

TRAITÉ DES EAUX ET DES FONTAINES MINERALES DE FORGES;

Où l'on connoîtra les principes, la vertu & les effets de ces Eaux, les différentes Maladies ausquelles elles conviennent, & les moyens sûrs pour s'en servir avec succès.

AVEC

Une Dissertation sur les Fievres Malignes & Epidemiques, qui regnent tous les ans dans plusieurs Villages aux environs de Paris.

Dédié à Monsieur CHICOYNEAU, *Premier Médecin du Roi.*

Par M. DONNET, Docteur en Médecine de la Faculté de Montpellier, Conseiller-Médecin du Roi pour les Maladies contagieuses, & Intendant des Eaux.

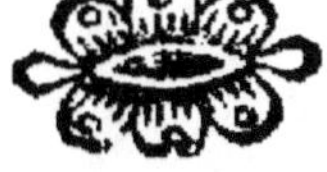

A PARIS,
Chez CHARDON Fils, Libraire, rue Galande, à la Croix d'Or.

M. DCC. LI.

Avec Approbation & Privilege du Roi.

A MONSIEUR

MONSIEUR

CHICOYNEAU,

Conseiller d'Etat Ordinaire, Premier Médecin du Roy, & Sur-Intendant des Eaux, Bains & Fontaines Minérales du Royaume.

ONSIEUR,

Lorsque j'ai fait réflexion sur ma foiblesse, & que

je m'exposois avec témérité à une critique perpetuelle, que peut-être l'envie suggerera à ceux qui n'agissent que par passion; étant d'ailleurs bien persuadé que les discours simples & naturels ne sont souvent point du goût de certains esprits relevés, qui ne veulent que du sublime; j'ai cru, MONSIEUR, *ne pouvoir mieux engager le Public à m'accorder ses suffrages, qu'en me servant d'un bouclier aussi ferme, & d'une protection aussi puissante que la vôtre, qui doit obliger les critiques & les envieux de céder à la gloire de votre Nom, & d'épargner un Ouvrage dans lequel je ne cher-*

che que l'utilité du Public & le bonheur de lui plaire.

Je ne m'appliquerai point ici, MONSIEUR, *pour mériter l'honneur de votre approbation & bienveillance, à étaler des louanges qui doivent céder au juſte choix que Sa Majeſté a fait de votre perſonne pour veiller à ſa ſanté. Je laiſſerai à d'autres le ſoin de louer ces avantages de la naiſſance, ces juſtes faveurs de la fortune, cette majeſté & les traits de ce viſage ſi réguliers & affables, qui préviennent & touchent les cœurs, & nous obligent d'avouer,* Naturam ipſam magnis mentibus domicilia corporum digna metari, & ex vultu hominis ac decore membrorum, colligi posse quantus cœlestis Spiritus intrarit habitator. *Tous ces avantages peuvent s'effacer par les tems, & ne laissent souvent après eux qu'un triste souvenir.*

Nam qui genus laudat, nihil aliud quam parentes & avos laudat, opes sunt fortunæ benignitas, sanitas præda morborum, forma senectute deflorescit.

Je parlerai seulement en tous lieux de cette grandeur d'ame qui accompagne toutes vos actions, de cette humanité & bienveillance qui soûmet les cœurs les plus insensibles, de cette profonde science, d'où sortent comme d'une source inépuisable les décisions les plus justes ; de cet attachement aux bonnes mœurs & de cette charité envers les pauvres, qui fait l'édification des hommes & le soutien des familles affligées. Ce sont des biens, MONSIEUR, *qui vous sont propres, ils ne dépendent point du hasard, ni de la fortune, & ne sont point sujets à la révolution des tems. L'on ne doit donc pas être étonné,*

Omnes quod rarum vivo sublime dedisse
Nomen, ab exequiis quod dare fama solet.

C'est aussi, MONSIEUR, toutes ces vertus qui doivent attirer notre vénération, & qui seront toûjours le plus puissant motif pour m'engager à cultiver l'honneur de votre estime, & à vous assurer que je suis & serai toute ma vie avec un très-profond respect,

MONSIEUR,

Votre très-humble & très-obéissant Serviteur DONNET, Docteur en Médecine de la Faculté de Montpellier.

APPROBATION.

J'Ai lu par Ordre de Monseigneur le Chancelier, deux Manuscrits, l'un intitulé *Dissertation sur les Fievres Malignes & Epidémiques, &c.* l'autre, *Traité des Fontaines & des Eaux Minérales de Forges*, dont je crois qu'on peut permettre l'impression. A Paris, le 16 Mai 1750.

BRUHIER.

PRIVILEGE DU ROY.

LOUIS, par la grace de Dieu, Roi de France & de Navarre : A nos Amés & Feaux Conseillers, les Gens tenans nos Cours de Parlement, Maîtres des Requêtes ordinaires de notre Hôtel, Grand Conseil, Prevôt de Paris, Baillifs, Sénéchaux, leurs Lieutenans Civils & autres nos Justiciers qu'il appartiendra. SALUT : Notre bien Amé le Sieur DONNET, Médecin, Nous a fait exposer qu'il desireroit faire imprimer & donner au Public des Ouvrages qui ont pour titre : *Traité des Eaux & des Fontaines Minérales de Forges. Dissertation sur les Fiévres Malignes qui regnent tous les ans dans plusieurs Vil-*

lages des Environs de Paris. S'il Nous plaisoit lui accorder nos Lettres de Permission pour ce nécessaires. A CES CAUSES, voulant favorablement traiter l'Exposant, Nous lui avons permis & permettons par ces Présentes, de faire imprimer lesdits Ouvrages en un ou plusieurs Volumes, & autant de fois que bon lui semblera, & de les faire vendre & débiter par tout notre Royaume, pendant le tems de trois années consécutives, à compter du jour de la date des Présentes : faisons défenses à tous Imprimeurs, Libraires & autres personnes de quelque qualité & condition qu'elles soient, d'en introduire d'impression étrangere dans aucun lieu de notre obéissance ; à la charge que ces Présentes seront enregistrées tout au long sur le Registre de la Communauté des Imprimeurs & Libraires de Paris, dans trois mois de la date d'icelles ; que l'impression desdits Ouvrages sera faite dans notre Royaume & non ailleurs, en bon papier & beaux caracteres, conformément à la feuille imprimée, attachée pour modele sous le contre-scel des Présentes, que l'Impétrant se conformera en tout aux Réglemens de la Librairie, & notamment à celui du 10 Avril 1725 ; qu'avant de les exposer en vente, les Manuscrits qui auront servi de copie à l'impression desdits ouvrages seront remis dans le même état où l'Approbation y aura été donnée ès mains de Notre très-cher & féal Chevalier, le Sieur Daguesseau, Chancelier de France, Commandeur de nos Ordres, & qu'il en sera ensuite remis deux Exemplaires de chacun dans notre Bibliotéque publique, un dans celle de notre Château du Louvre & un en celle de notredit très-cher & féal Chevalier le Sieur Daguesseau, Chancelier de France, le tout à peine de nullité des Présentes. Du contenu desquelles vous mandons & enjoignons de faire jouir ledit Exposant & ses ayans causes, pleinement & paisiblement, sans souffrir qu'il leur soit fait aucun trouble ou empêchement : Voulons qu'à la Copie des Présentes qui sera imprimée tout au long au commencement ou à la fin desdits ouvrages, foi soit ajoutée comme à l'Original ; Commandons au premier notre Huissier, ou Sergent sur ce requis, de faire pour l'exécution d'icelles, tous Actes requis & nécessaires, sans demander autre permission, & nonobstant clameur de Haro, Charte Normande & Lettres à ce contraires : CAR tel est notre plaisir. DONNE' à Paris, le vingt-septiéme jour du mois de Juin, l'An de grace mil sept cens cinquante, & de notre Regne le trente-cinquiéme. Par le Roi en son Conseil.

SAINSON.

Registré sur le Registre XII. de la Chambre Royale & Syndicale des Libraires & Imprimeurs de Paris, *N*°. 448. *Fol.* 323.

conformément au Réglement de 1723, qui fait défenses à toutes personnes de quelque qualité qu'elles soient, autres que les Libraires & Imprimeurs, de vendre, débiter & faire afficher aucuns Livres pour les vendre en leurs noms, soit qu'ils s'en disent les Auteurs ou autrement, & à la Charge de fournir à la susdite Chambre huit Exemplaires de chacun prescrits par l'Article 108. du même Réglement. A Paris, le 7 Juillet 1750.

LE GRAS, *Syndic.*

DISSERTATION

Sur la Médecine, en forme de Préface.

AVANT que de parler des Eaux minérales de Forges, qui doivent faire l'objet de nos réflexions dans ce Traité, je croirois faire tort à la Médecine, qui nous a procuré la connoissance de ce divin remede, & même me rendre ingrat envers elle, si je n'exposois en peu de mots les avantages que cette science communique à celui qui la possede, aussi-bien qu'à ceux qui sont obligés par une nécessité naturelle de suivre ses loix & d'obéir à ses préceptes.

je m'exposois avec témérité à une critique perpetuelle, que peut-être l'envie suggerera à ceux qui n'agissent que par passion ; étant d'ailleurs bien persuadé que les discours simples & naturels ne sont souvent point du goût de certains esprits relevés, qui ne veulent que du sublime ; j'ai cru, MONSIEUR, *ne pouvoir mieux engager le Public à m'accorder ses suffrages, qu'en me servant d'un bouclier aussi ferme, & d'une protection aussi puissante que la vôtre, qui doit obliger les critiques & les envieux de céder à la gloire de votre Nom, & d'épargner un Ouvrage dans lequel je ne cher-*

che que l'utilité du Public & le bonheur de lui plaire.

Je ne m'appliquerai point ici, MONSIEUR, *pour mériter l'honneur de votre approbation & bienveillance, à étaler des louanges qui doivent céder au juste choix que Sa Majesté a fait de votre personne pour veiller à sa santé. Je laisserai à d'autres le soin de louer ces avantages de la naissance, ces justes faveurs de la fortune, cette majesté & les traits de ce visage si réguliers & affables, qui préviennent & touchent les cœurs, & nous obligent d'avouer,* Naturam ipsam magnis mentibus domicilia corporum digna metari, & ex vultu hominis ac decore membrorum, colligi poſſe quantus cœleſtis Spiritus intrarit habitator. *Tous ces avantages peuvent s'effacer par les tems, & ne laiſſent ſouvent après eux qu'un triſte ſouvenir.*

Nam qui genus laudat, nihil aliud quam parentes & avos laudat, opes ſunt fortunæ benignitas, ſanitas præda morborum, forma ſenectute defloreſcit.

Je parlerai ſeulement en tous lieux de cette grandeur d'ame qui accompagne toutes vos actions, de cette humanité & bienveillance qui ſoûmet les cœurs les plus insensibles, de cette profonde science, d'où sortent comme d'une source inépuisable les décisions les plus justes; de cet attachement aux bonnes mœurs & de cette charité envers les pauvres, qui fait l'édification des hommes & le soutien des familles affligées. Ce sont des biens, MONSIEUR, *qui vous sont propres, ils ne dépendent point du hasard, ni de la fortune, & ne sont point sujets à la révolution des tems. L'on ne doit donc pas être étonné,*

Omnes quod rarum vivo sublime dedisse
Nomen, ab exequiis quod dare fama solet.

C'est aussi, MONSIEUR, *toutes ces vertus qui doivent attirer notre vénération, & qui seront toûjours le plus puissant motif pour m'engager à cultiver l'honneur de votre estime, & à vous assurer que je suis & serai toute ma vie avec un très-profond respect,*

MONSIEUR,

Votre très-humble & très-obéissant Serviteur DONNET, Docteur en Médecine de la Faculté de Montpellier.

APPROBATION.

J'Ai lu par Ordre de Monseigneur le Chancelier, deux Manuscrits, l'un intitulé *Dissertation sur les Fievres Malignes & Epidémiques, &c.* l'autre, *Traité des Fontaines & des Eaux Minérales de Forges*, dont je crois qu'on peut permettre l'impression. A Paris, le 16 Mai 1750.

BRUHIER.

PRIVILEGE DU ROY.

LOUIS, par la grace de Dieu, Roi de France & de Navarre: A nos Amés & Feaux Conseillers, les Gens tenans nos Cours de Parlement, Maîtres des Requêtes ordinaires de notre Hôtel, Grand Conseil, Prevôt de Paris, Baillifs, Sénéchaux, leurs Lieutenans Civils & autres nos Justiciers qu'il appartiendra. SALUT: Notre bien Amé le Sieur DONNET, Médecin, Nous a fait exposer qu'il desireroit faire imprimer & donner au Public des Ouvrages qui ont pour titre: *Traité des Eaux & des Fontaines Minérales de Forges. Dissertation sur les Fiévres Malignes qui regnent tous les ans dans plusieurs Vil-*

lages des Environs de Paris. S'il Nous plaisoit lui accorder nos Lettres de Permission pour ce nécessaires. A CES CAUSES, voulant favorablement traiter l'Exposant, Nous lui avons permis & permettons par ces Présentes, de faire imprimer lesdits Ouvrages en un ou plusieurs Volumes, & autant de fois que bon lui semblera, & de les faire vendre & débiter par tout notre Royaume, pendant le tems de trois années consécutives, à compter du jour de la date des Présentes : faisons défenses à tous Imprimeurs, Libraires & autres personnes de quelque qualité & condition qu'elles soient, d'en introduire d'impression étrangere dans aucun lieu de notre obéissance ; à la charge que ces Présentes seront enregistrées tout au long sur le Registre de la Communauté des Imprimeurs & Libraires de Paris, dans trois mois de la date d'icelles ; que l'impression desdits Ouvrages sera faite dans notre Royaume & non ailleurs, en bon papier & beaux caracteres, conformément à la feuille imprimée, attachée pour modele sous le contre-scel des Présentes, que l'Impétrant se conformera en tout aux Réglemens de la Librairie, & notamment à celui du 10 Avril 1725 ; qu'avant de les exposer en vente, les Manuscrits qui auront servi de copie à l'impression desdits ouvrages seront remis dans le même état où l'Approbation y aura été donnée ès mains de Notre très-cher & féal Chevalier, le Sieur Daguesseau, Chancelier de France, Commandeur de nos Ordres, & qu'il en sera ensuite remis deux Exemplaires de chacun dans notre Bibliotéque publique, un dans celle de notre Château du Louvre & un en celle de notredit très-cher & féal Chevalier le Sieur Daguesseau, Chancelier de France, le tout à peine de nullité des Présentes. Du contenu desquelles vous mandons & enjoignons de faire jouir ledit Exposant & ses ayans causes, pleinement & paisiblement, sans souffrir qu'il leur soit fait aucun trouble ou empêchement: Voulons qu'à la Copie des Présentes qui sera imprimée tout au long au commencement ou à la fin desdits ouvrages, foi soit ajoutée comme à l'Original; Commandons au premier notre Huissier, ou Sergent sur ce requis, de faire pour l'exécution d'icelles, tous Actes requis & nécessaires, sans demander autre permission, & nonobstant clameur de Haro, Charte Normande & Lettres à ce contraires: CAR tel est notre plaisir. DONNE' à Paris, le vingt-septiéme jour du mois de Juin, l'An de grace mil sept cens cinquante, & de notre Regne le trente-cinquiéme. Par le Roi en son Conseil.

SAINSON.

Registré sur le Registre XII. de la Chambre Royale & Syndicale des Libraires & Imprimeurs de Paris, N°. 448. *Fol.* 323.

conformément au Réglement de 1723, qui fait défenses à toutes personnes de quelque qualité qu'elles soient, autres que les Libraires & Imprimeurs, de vendre, débiter & faire afficher aucuns Livres pour les vendre en leurs noms, soit qu'ils s'en disent les Auteurs ou autrement, & à la Charge de fournir à la susdite Chambre huit Exemplaires de chacun prescrits par l'Article 108. *du même Réglement. A Paris, le* 7 *Juillet* 1750.

LE GRAS, *Syndic.*

DISSERTATION

Sur la Médecine, en forme de Préface.

AVANT que de parler des Eaux minérales de Forges, qui doivent faire l'objet de nos réflexions dans ce Traité, je croirois faire tort à la Médecine, qui nous a procuré la connoissance de ce divin remede, & même me rendre ingrat envers elle, si je n'exposois en peu de mots les avantages que cette science communique à celui qui la possede, aussi-bien qu'à ceux qui sont obligés par une nécessité naturelle de suivre ses loix & d'obéir à ses préceptes.

La Médecine étant donc un art libéral, qui renferme essentiellement la connoissance des animaux, végetaux, minéraux, de tout ce que la terre a de plus caché dans ses entrailles, & même de ce que l'air contient dans son étendue ; l'on peut dire avec juste raison, que dans cet art les plus secrets mouvemens de la nature se découvrent, & que celui qui les recherche, en est d'autant plus heureux, que trouvant à chaque moment de nouveaux objets qui l'arrêtent, son esprit en est agréablement occupé, & même par ce moyen si éloigné des chagrins inquiétans de cette vie, que le seul regret qui lui reste dans ses réflexions, est de sentir ses organes fatigués qui refusent à son esprit ce qu'il désireroit sans relâche, & qui l'obligent à suivre ces paroles de l'oracle de sageſſe : *Cum conſummaverit homo tunc incipiet, & cum quieverit operabitur ; nihil eſt cum otio, nihil cum labore ſempiternum.* Cependant cette connoiſſance, quoique fort curieuſe & très étendue, n'auroit point eu de motif aſſez puiſſant pour nous engager à la cultiver, & même auroit été aſſez inutile à l'homme, ſi d'ailleurs ſon avantage & ſa curioſité naturelle, ne l'avoient porté à la connoiſſance de lui-même, dont l'arrangement des parties, les différens reſſorts qui les compoſent & l'équilibre admirable des fluides & des ſolides, l'obligent ſouvent d'adorer l'Auteur qui les a ſi bien diſpoſé, & de ſe récrier, *O altitudo divitiarum quam ſunt incomprehenſibilia judicia tua & quam mirabilia opera tua.*

Nous devons en effet regarder l'homme comme un abregé du monde, *alter mundus in magno parvus* ; c'est un miracle & un admirable extrait de la nature, le symbole de toutes les créatures ; tous les rapports & sympathies se trouvent dans lui ; son corps est composé des principes élémentaires, & par conséquent sujet à la corruption ; son ame qui ne tombe point sous les sens est céleste & immortelle, la circulation du sang & la nourriture des parties nous représentent parfaitement la distribution des sucs dans les plantes ; son sentiment naturel lui donne du rapport avec les bêtes ; enfin par sa raison, il approche de l'essence des esprits bienheureux, & retient dans lui-même une image de la divinité, qui l'éléve à une telle perfection, que bientôt participant des lumieres de la grace de cet Etre ſuprême, il quitte les dépouilles de ſa nature corrompue & s'unit éternellement à l'Auteur de ſa gloire.

Cependant parmi toutes ces vertus éminentes, que ne doit-on pas penſer de la foibleſſe & des infirmités de l'homme, la nature a accordé aux bêtes une eſpece de vêtement naturel pour ſe préſerver des injures des tems; elle leur a donné des armes pour ſe défendre des attaques de leurs ennemis; elle leur a même procuré un inſtinct pour trouver des remedes qui les ſoulagent dans leurs maux; les cerfs ſe guériſſent de leurs bleſſures en mangeant de l'herbe du *Dictam*, ils ſe délivrent du poiſon de la Phalange en uſant des écreviſſes; les hirondelles rétabliſſent la vûe à leurs petits en y appliquant de la chélidoine ; l'on nous dit aussi que la tortuë ayant mangé de la chair d'un lapin, ne craint point les morsures des serpens ; la belette pour se fortifier contre les rats, ne trouve point de plus prompt remede, que de manger de l'herbe de la rhuë ; la cicogne se repaît d'origan ; les sangliers se guérissent de leurs maux en mangeant du lierre & même des écrevisses ; le serpent quitte sa peau par le moyen du suc de fenoüil ; en un mot tous les animaux trouvent des remedes qui leur sont propres ; le seul homme nud, sans défense & privé des autres avantages, est réduit depuis la perte de son innocence, dans la triste nécessité de se procurer lui-même par son application, ce que la nature a refusé à sa naissance, & c'est en cela même que l'on doit remarquer la prééminence que Dieu a accordé à l'homme ſur les bêtes, puiſqu'il a voulu qu'il employât les lumieres de ſa raiſon pour trouver dans lui-même, ce que la Providence a donné par néceſſité à l'inſuffiſance des bêtes ; d'ailleurs la connoiſſance que l'homme a de lui-même, en réuniſſant dans ſon eſprit tous les autres objets pour ſa propre conſervation, eſt une marque évidente de la préférence que l'Etre infini a déterminé en ſa faveur.

En effet après la chûte de notre premier Pere, Dieu par un effet de ſa juſtice, ayant livré les hommes à mille ſortes de maux, & obſcurci même leur raiſon des ténébres de l'ignorance, pouvoit les laiſſer dans cet état déplorable; mais ſa bonté & miséricorde toûjours attentives aux besoins des créatures, l'obligerent de leur procurer un secours dans leurs peines, il leur envoya son esprit de lumiere, non-seulement pour les maladies de l'ame, mais encore pour celles dont le corps pouvoit être affligé, & leur inspira une connoissance des remedes qu'il avoit créé pour leur usage: *Altissimus de cœlo creavit medicamenta & vir prudens non abhorrebit illa.* Il a même voulu nous montrer l'utilité & la noblesse de cette science, puisque participant de notre nature, il guérissoit d'une façon miraculeuse tous les malades qui se présentoient avec confiance devant lui; ses apôtres ont succedés à ses lumieres, & les Hébreux nous assûrent que l'Archange Raphaël avoit en recommendation la pratique de la Médecine.

Cette ſcience étant émanée de la Divinité-même, a fait auſſi l'admiration de pluſieurs Rois, qui ſe ſont fait une gloire de l'exercer publiquement ; Sabor & Giges ont été Rois & médecins des Medes ; Sabid Roi des Arabes s'attachoit uniquement à cette ſcience ; Mithridat Roi de Pont a compoſé lui-même pluſieurs remedes ſalutaires ; Hermès Roi des Egyptiens parmi les embarras de ſon royaume, a découvert pluſieurs ſecrets pour la conſervation de la ſanté ; Meſues enfin neveu du Roi Damaſe, Avicene Prince de Cordouë, nous ont laiſſé des preuves éternelles de leur application dans cet art.

Nous liſons auſſi dans des anciens manuſcrits, qu'Apollon

ayant égard aux infirmités des hommes découvrit le premier les principes de cet art.

Inventum medicina meum est, opiferque
per orbem
Dicor & herbarum subjecta potentia nobis!

Et Callimaque parlant de lui :

Ex illo, inquit, didicerunt funera primum
Differre & gelidæ vitare pericula mortis.

Ce Dieu de la Médecine après avoir parcouru différentes parties de l'Asie, de l'Afrique & de l'Europe, ne trouva point d'endroit plus propre à faire son séjour, & à communiquer ses lumieres que la ville de Montpellier. L'agréable situation de ce lieu, l'humanité naturelle des citoyens, l'air pur & sain qu'on y respire, les campagnes riantes & parsemées des fleurs les plus odoriférentes, l'admirable varieté des lieux voiſins, les montagnes, les forêts, les collines, les ruiſſeaux, les fleuves & les bords de la mer remplis des ſimples les plus ſalutaires ; le printems perpétuel qui adoucit la rigueur de toutes les ſaiſons, la nature enfin animée de cet eſprit que Platon appelle l'ame du monde, & que Virgile dépeint ſi bien dans ſes vers :

Spiritus intus alit, totamque infuſa per artus
Mens agitat molem & magno ſe corpore miſcet.

Toutes ces diſpoſitions furent des motifs plus que ſuffiſans pour engager ce maître de l'art à y établir une école, dont le mérite eſt parvenu à un tel dégré de perfection parmi pluſieurs grands hommes ſortis de cette faculté, que l'on peut dire avec raiſon que l'avantage d'être premiers médecins des Rois a toûjours été une marque certaine de la vaſte étendue de leur génie : l'on pourroit en citer pluſieurs que la ſcience profonde a élevé aux plus hauts honneurs, & dont les ouvrages admirables ont rendus les noms immortels. Rabelais, Goſſelin, Ponceau, Adam-Fumée médecin de la Faculté de Montpellier & enſuite Chancelier de France, Garcin, Rondelet, Silvius Dalechamp, Hucher, Arnauld de Villeneuve, André Dulaurens & Chirac on été des oracles que Meſſieurs Chicoyneau Premier Médecin du Roi, Helvetius, Dumoulins, Sylva, Deidier, Marcot, Aſtruc & Senac, & pluſieurs autres Sçavans Medecins de ce ſiecle ſe font gloire de ſuivre tous les jours dans leurs juſtes déciſions.

Les progrès que tous ces grands hommes ont fait dans cette ſcience leurs ont été d'autant plus glorieux, qu'en découvrant les ſecrets les plus cachés de la nature, ils ont trouvé le moyen de prolonger la vie des hommes & de s'occuper agréablement par la diverſité des objets; en effet quelle joïe ne reſſent point un Botaniſte qui apperçoit une plante nouvelle; dans quel excès de plaiſir n'eſt point un Chirurgien & Anatomiſte, qui, après pluſieurs diſſections, découvre une partie dont il n'avoit point la connoiſſance, & qui peut par ce moyen ſe flatter du bon ſuccès de ſes opérations. Avec quelle attention & quel raviſſement ne travaille point un Chymiste qui veut extraire quelques principes des Mixtes, dont il espere un bon effet ; il pénétre dans les entrailles de la terre, il change les métaux, il métamorphose les minéraux & végetaux, il forme de nouveau Prothée ; des poisons les plus violents, il en tire souvent d'excellens remedes, & dans un art qui paroissoit autrefois pernicieux à la nature, il trouve les meilleurs secours dans différentes maladies, ce qui a fait dire avec raison à un auteur des plus sçavans :

La plus innocente chymie,
Parmi ce peuple turbulent,
Passe pour un art violent,
Ennemi mortel de la vie,
Mais ce préjugé si puissant,
Vient d'ignorance ou d'imposture,
Cet art ne peut qu'être innocent,
Puisque c'est l'art de la nature.

Enfin quels applaudiſſemens ſecrets ne ſe donne point à lui-même un Pharmacien qui apprend les bons effets des exactes préparations de ſes remedes, il fait tous les jours de nouveaux progrès dans ſon art, & ſa boutique devient une piſcine de ſanté où tous les malades vont chercher leur guériſon.

On peut donc aſſurer que les hommes trouvent des avantages infinis par le moyen de la Médecine, elle leur donne un prompt ſecours dans leurs maux, elle procure également la tranquillité d'eſprit & du corps, elle chaſſe le chagrin & la triſteſſe inſéparables de la maladie, elle eſt le fondement de la ſociété civile & de la vie humaine, elle rend l'eſprit de l'homme propre pour toutes les ſciences & les arts; avec ſa faveur il peut tout entreprendre, & sans elle le génie fécond de plusieurs grands hommes, qui ont fait la gloire de leur siecle, se trouveroit enseveli avec leur mémoire : la force, la beauté des objets & les agrémens de cette brillante jeunesse, ne sont estimés & ne paroissent même sensibles, qu'autant qu'ils sont soûtenus par une santé parfaite ; les Etats les plus florissans ne jouissent du fruit de leurs travaux & de leur commerce, que par l'entretien d'une santé à l'épreuve des injures des tems : en un mot les Rois, les Princes, les Grands du monde ne s'estiment heureux, qu'autant que cette déesse de la vie répand sur eux ses faveurs & se rend inséparable de leur gloire.

C'est aussi pour la conservation & le rétablissement de cette te ſanté que tant de Rois, Princes, Princeſſes, Seigneurs, Dames, & autres particuliers des provinces & des royaumes même aſſez éloignés ſe rendent à Forges pour faire uſage des eaux ſalutaires que la Providence a placé dans ce lieu, & qu'elle répand abondamment en leur faveur dans trois baſſins différens, dont les ſources chargées plus ou moins des parties métalliques & minérales par où elles coulent, ont auſſi plus ou moins de vertus & conviennent à différentes maladies, dont nous parlerons. On a jugé à propos de leur donner le nom des perſonnes les plus conſidérables qui ont reſſentis les admirables effets de ces Eaux. On nomme la premiere ſource la Reinette, la ſeconde la Royale, & la troiſieme la Cardinale. Je ne parlerai point ici de leur situation ; l'on peut consulter un Médecin géographe qui en a donné le plan dans son ouvrage ; d'ailleurs cela ne m'a point paru assez intéressant dans un Traité qui ne doit regarder que les moyens de procurer la santé à ceux qui ont recours aux eaux de Forges, & qui évitent ordinairement les révolutions du climat par les précautions dont ils se servent, & les bons avis que les Médecins experts peuvent leur donner sur les lieux.

Mon intention dans ce Traité, est de faire connoître la nature & les principes des eaux de Forges, les métaux & minéraux dont elles participent, les parties essentielles de ces mêmes métaux & minéraux, les effets qu'elles doivent produire, les différentes maladies auxquelles elles conviennent, celles dans leſquelles on doit s'abſtenir de leur uſage, en quel tems on doit prendre les eaux de Forges, & de quelles précautïons on doit ſe ſervir avant que de boire ces eaux.

J'eſpere par la ſuite donner des obſervations ſur les différentes maladies qui auront été guéries par l'uſage des eaux de Forges; on connoîtra leur grande vertu par ce moyen, & le public ne pourra s'empêcher de mettre ſa confiance dans un remede qui produit toûjours de très-bons effets, & même des guériſons miraculeuſes, lorſqu'il eſt appliqué à propos, & ſuivant la nature du mal.

Je ne m'occupe point dans ce Traité à refuter les ſentimens de quelques auteurs qui ont travaillé ſur les eaux de Forges, mon unique attention est de rapporter les idées les plus vraissemblables que m'ont procuré les expériences que j'ai pû faire sur les eaux, & pour répondre à la demande que m'ont fait quelques Seigneurs & Dames de distinction & de mérite; je me suis réduit à déclarer ce qui peut être utile pour la santé des buveurs, & je tâche de leur faire connoître la nature & les vertus des eaux de Forges, en les amusant, sans embarrasser leur esprit par un raisonnement trop physique qui pourroit les fatiguer & les ennuyer même par la trop longue lecture.

TRAITÉ
DES EAUX MINE'RALES
DE FORGES.

LES Eaux de Forges ont été toûjours en grande réputation par les admirables guérisons qu'elles produisent dans différentes maladies. L'expérience a confirmé leurs vertus, & plusieurs Médecins, surpris de leurs rares qualités, ont tâché de découvrir les métaux & minéraux qui entrent dans leur composition, dont les proportions ſont ſi bien ménagées, que tout l'art des Chymiſtes ne ſauroit atteindre à la perfection de cette opération qui ſe fait naturellement dans les entrailles de la terre; ils ont prétendu par cette recherche, pouvoir plus facilement expliquer les effets qu'elles doivent produire dans les différentes maladies auxquelles elles conviennent; & après avoir examiné les principes qui les font agir, ils nous ont déclaré unanimement avec Meſſieurs de l'Académie des Sciences, que ces eaux étoient froides, de ſaveur ferrugineuſe & auſtere, enſorte que le fer dominant ſur les autres principes, nous pouvons avec juſte raiſon les appeller eaux ferrées.

Nous ne devons nullement douter que ces eaux ſoient accidentellement froides ; puiſqu'elles agiſſent aſſez ordinairement par les voies des ſelles & des urines, comme font les diuretiques froids, qu'elles calment la trop grande fermentation des humeurs, & qu'elles fixent les principes ſalins & ſulphureux & le mouvement-même des eſprits, comme nous remarquons dans l'effet des acides. Il y a cependant quelques perſonnes qui ſe trouvent échauffées, ce que l'on doit attribuer à la mauvaiſe conſtitution des parties, qui ſe trouvant ſurchargées de beaucoup d'humeurs, occaſionnent une fermentation violente entre les principes des eaux & les matieres qui s'oppoſent à leurs cours, leſquelles ayant cédées à leurs efforts, la chaleur ceſſe auſſi-tôt, ce que l'expérience nous fait remarquer tous les jours.

Ces eaux étant auſſi limpides, claires & argentines que l'eau de roche, nous donnent à penſer qu'il faut que ce ne ſoit que les particules les plus déliées & les vapeurs les plus ſubtiles des métaux & minéraux qui ſe mêlent intimement avec elles.

Le goût ferré & auſtere ne provient que d'une diſſolution de l'acide ſpiritueux, vitrriolique & de quelques particules du mars qui excitent ſur les mammelons nerveux de la langue une adſtriction manifeſte.

L'odeur que l'on ſent à la ſource de ces eaux, ne peut être attribuée qu'à la vapeur d'un acide ſpiritueux, vitriolique qui enleve quelques particules du mars, & frappe l'organe de l'odorat.

Pour juger avec connoiſſance de

de la vertu des Eaux de Forges, il me paroît à propos d'examiner les principes & les vertus des métaux & minéraux qui les constituent dans leur espece.

Nous devons donc considérer le fer, comme un métail naturellement composé d'un sel vitriolique, de soufre & de terre mal liée, & digerés ensemble, ce qui le rend poreux & fort sujet à la rouille; mais les différentes opérations de Chymie que l'on a faites, pour séparer les principes qui composent le mars, ayant été jusqu'à présent inutiles, quelqu'adresse qu'on ait employé; doivent nous convaincre qu'il agit plûtôt sur les humeurs par sa masse que par ses principes; c'est-à-dire que ses parties intégrantes étant massives & ayant des surfaces assez larges, sont en état de recevoir beaucoup de mouvement, & par conséquent d'en communiquer à la masse du sang & aux autres humeurs, qui se trouvent par ce moyen en état de se délivrer des obstacles qui les empêchoient de circuler librement dans les différentes parties du corps. Il agit aussi quelquefois en resserrant, ce que l'on doit attribuer aux differens sucs bilieux ou salins qui pénétrent le mars, & en dissolvant ses parties, se brisent elles-mêmes, s'adoucissent, deviennent moins propres à irriter les parties du corps, qui se trouvant par ce moyen plus libres se rétablissent dans leur premier état & reprennent leurs fonctions naturelles.

Le vitriol ou couperose est un sel minéral que l'on tire comme le salpêtre par lotion, filtration, évaporation & criſtalliſation, d'une eſpece de marcaſites appellée *Quis* ou *Pyrites*, qui ſe trouve dans les mines en pluſieurs lieux de l'Europe, comme en Italie, en Allemagne, on en a même tiré de deſſous des terres glaiſes aux environs de Paris. Il y en a de pluſieurs eſpeces, dont les uns participent du cuivre, comme le bleüe & le vert, les autres contiennent des particules de fer, comme celui qui eſt d'une couleur pâle tirant ſur le jaune & le vitriol blanc qui eſt le moins âcre de tous. Ces deux derniers qui entrent dans la compoſition des Eaux de Forges, ſont d'un goût aſtringent, accompagné d'un peu d'âcreté, ils contiennent beaucoup de phlegme & de ſel acide même ſpiritueux, un peu de ſoufre ſemblable à du ſoufre commun & de la terre ; tous ces principes doivent nous persuader que ce minéral est très-propre pour calmer le mouvement des humeurs, résoudre par son acide spiritueux & sulphureux, les matieres amassées qui fermentent dans les entrailles ; c'est pourquoi il est regardé comme apéritif, incisif, diuretique, propre contre la putréfaction des humeurs & pour fortifier les parties internes, il excite l'appetit, fait mourir les vers & est l'alexipharmaque du poison qui vient d'avoir mangé des champignons. L'on doit cependant s'en servir avec précaution, parce que étant âcre & mordicant, il peut exciter le vomissement & déranger les fibres de l'estomach, on l'a appellé *Vtiriolum à vitro verre*, parce que le vitriol étant bien purifié & cristallisé, a quelque ressemblance avec le verre, il y a aussi des Chymistes qui croyent que *vitriolum* est un nom mystérieux, & que les lettres qui le composent, sont les premieres des mots suivans : *visitabis interiora terræ : rectificando invenies optimum lapidem, veram medicinam.*

Il est à présent facile de comprendre que les Eaux de Forges ne sont autre chose qu'une dissolution de quelques particules très-déliées du fer par une eau déja empreinte des acides vitrioliques, & même de cette vapeur subtile qui exhale ordinairement des mines de vitriol. Ensorte que par l'évaporation des parties aqueuses, il reste souvent quelques grains d'un sel qui approche beaucoup de la qualité du sel de Glauber. Tous ces principes réunis ensemble doivent agir conjointement sur les différentes humeurs, qui par leur lenteur & épaississement séjournent dans les differens conduits & empêchent le mouvement libre des parties; ces Eaux doivent donc produire de très-bons effets dans plusieurs maladies, où il s'agit de fondre, résoudre, diviser, inciser & évacuer même, parce qu'étant chargées des parties intégrantes du mars & des acides vitrioliques, spiritueux & sulphureux, elles fermentent avec les humeurs dont les parties se trouvent embarrassées, & après les avoir rendues fluides, elles les vuident par la voie des urines, elles sont donc très-propres pour les maladies causées par des obstructions, comme sont celles du foie, de la rate, du mésantere, pour l'ichtere blanc & jaune, pour les maladies histériques, pour les palpitations de cœur, les pâles couleurs & plusieurs maladies causées par les obstructions des glandes milliaires, elles conviennent aussi dans les stérilités, cachexies & affections hypocondriaques, parce qu'elles détruisent & fondent certain ferment vicieux qui est la cause de ces maladies.

Elles sont aussi d'un bon usage dans les tumeurs, les schirres naissans, dans la gravelle, les suppressions des mois des femmes, les fleurs blanches, les dévoiemens bilieux ou acides & les insomnies, elles rompent aussi les pointes des acides qui sont amassés dans les parties, où le chaud se fait sentir trop vivement, elles s'unissent avec elle & les entraînent par les ſelles, & c'eſt par cette raiſon que les excremens ſont ſouvent teints d'une couleur noire, elles ſont auſſi très-propre pour fondre les matieres glaireuſes qui s'amaſſent dans les reins, les ureteres & la veſſie. On s'en ſert avec succès dans la plûpart des maladies chroniques, c'eſt-à-dire dans celles qui ont pris racine depuis long-tems, & dont la cauſe ſe doit attribuer pour l'ordinaire à des humeurs groſſieres, craſſes, épaiſſes, viſqueuſes & lentes qui produiſent différentes obſtructions, ſelon les parties où elles s'amaſſent.

Les parties métalliques du mars jointes à l'acide vitriolique, font auſſi de très-bons effets dans les ardeurs de Venus, dans les chaleurs d'entrailles, dans toutes les vapeurs inſupportables, migraines, vertiges, & maux de tête causés par une bible acre ou par quelque pituite qui irrite les membranes du cerveau.

On les employe aussi avec succès dans la lienterie, la diarrhée, la dyssenterie, les évacuations immodérées des femmes, les hemorroides & dans les coliques bilieuses, elles contiennent aussi un ferment acide qui fortifie l'estomach, en resserre les fibres, adoucit l'intemperie chaude de ce viscere, en évacue les matieres glaireuses, & par ce moyen donne de l'appetit.

Cependant quoique les Eaux de Forges conviennent dans plusieurs maladies, il y en a qui sont d'un caractere particulier, & dont les sels sont âcres & corrosifs, qui rendent leur usage inutile, comme ſont les maux de poitrine, les phtiſies, la lepre, le ſcorbut & autres de cette nature; il y a auſſi des perſonnes d'un tempéramment froid, comme les vieillards & les enfans à qui elles ne conviennent nullement.

Il faut auſſi remarquer qu'elles peuvent être très préjudiciables dans les maladies idiopathiques du cerveau & des nerfs, c'eſt-à-dire dans celles qui dépendent du vice propre de cette partie, parce qu'elles ſont capables par le moyen des ſels vitrioliques, d'ébranler trop les fibres & exciter par ce moyen des fluxions, ce que l'on doit éviter avec attention dans l'uſage des eaux. J'avoue cependant qu'elles peuvent être très-utiles dans les affections ſympathiques de ces mêmes parties, c'eſt-à-dire dans celles qui reconnoiſſent pour cauſe les viſceres ou quelqu'autres parties éloignées.

Nous devons auſſi faire attention que la principale vertu de ces Eaux, conſiſtant dans un acide ſpiritueux & volatil qui enleve avec lui quelques particules de mars & qui frappe l'odorat, lorſqu'on les boit à la ſource, l'on ne doit nullement douter que cet eſprit ne s'évanouiſſe & ne s'évapore, lorſque l'on eſt obligé de faire tranſporter ces eaux pour en uſer, & que par conſéquent ces principes actifs ne s'y trouvant plus, il ne reſte qu'un véhicule & une eau ſouvent inſipide qui n'agit que très-foiblement ſur la cauſe des maladies, ce que pluſieurs expériences réitérées nous ont confirmé juſqu'à préſent. Il eſt donc indubitable qu'en les prenant ſur les lieux, on ſera plus aſſuré de leur vertu, & on détruira plus promptement la cauſe du mal qui nous afflige.

On doit préferer ce remede à pluſieurs autres avec d'autant plus de raiſon, qu'il eſt naturel, ſimple & exempt de toutes les opérations de l'art, qui ne peuvent former une liqueur ſi pure & à ſon dégré de perfection ; d'ailleurs l'on trouve dans ce ſeul remede de quoi remplir les indications dans différentes maladies, où ſouvent une quantité de médicamens auſſi inutiles que dégoûtans ne produiſent aucun effet.

Impediunt certam medicamina crebra ſalutem,
Non plures Medici, ſed ſatis unus erit.

Comme nous avons dit qu'il

y a trois ſources qui ont plus ou moins de vertus & conviennent à différentes maladies, il eſt à propos d'en faire connoître la différence & le choix que l'on en doit faire.

La premiere ſource que l'on nomme la Reinette, contient une portion très-légere de parties ſalines & métalliques, enſorte que n'ayant point aſſez de force pour travailler ſur les différentes humeurs, on s'en ſerviroit inutilement. Elle a tout au plus une vertu raffraîchiſſante & légerement apéritive, ce qui fait que l'on ſe contente d'en boire mêlée avec le vin dans les repas.

La ſeconde eſt la Royale; c'eſt celle dont on fait uſage ordinairement, elle eſt chargée d'une quantité proportionnée de particules de mars & vitrioliques qui la rendent propre à couler dans les differens conduits, ſans ébranler trop les parties où elle eſt obligée d'employer ſon action ; elle convient auſſi dans toutes les maladies dont nous avons parlé, c'eſt de cette ſource que l'on puiſe pour remplir les bouteilles & les tranſporter dans les lieux éloignés, parce qu'elle ſe conſerve long-tems ſans corruption par la juſte proportion de ſes principes ; quoiqu'elle perde beaucoup de ſa vertu, comme nous avons fait remarquer ci-devant.

La troiſiéme eſt nommée la Cardinale, elle participe beaucoup plus que les autres des parties martiales & vitrioliques, elle eſt auſſi plus péſante ſur l'eſtomach, elle a plus de force & d'action pour pénétrer dans les parties éloignées, elle contient aussi-bien que la Royale, une quantité de parties sulphureuses, narcotiques, qui portent souvent au cerveau & incommodent extrêmement la tête, c'est aussi par cette raison que la plûpart des bûveurs, suivant le caractére & la disposition des humeurs, ont un penchant presqu'invincible à dormir les après-dinées, il arriveroit même differens accidens, comme maux de tête, léthargie, foiblesses de nerfs & autres, si l'on n'avoit attention de se débarrasser de cette envie que l'on a de dormir, & de dissiper ces vapeurs narcotiques, dont le cerveau se trouve rempli & inondé, par des exercices modérés & légers, des jeux d'amusement, & des conversations qui animent & empêchent les esprits de s'arrêter dans les nerfs & de tomber dans l'inaction.

La Royale produit un effet moins ſenſible & dont les impreſſions étant moins violentes, l'on a auſſi plus de facilité à vaincre le ſommeil.

La Cardinale eſt auſſi plus pénétrante, apéritive, fondante & réſolutive que la Royale; c'eſt-pourquoi on s'en ſert avec ſuccès dans les maladies chroniques, les ſchirres, affections hypocondriaques, gravelles, coliques néphrétiques & autres affections dont les humeurs ſont extrêmement groſſieres, tenaces & adhérentes, cependant on doit en uſer avec précaution, & conſulter ſur cela le tempérament & la force des malades, quoique l'on puiſſe dans pluſieurs occaſions entremêler l'uſage de la Cardinale avec celui de de la Royale, afin que l'action de l'une fortifie l'effet de l'autre, & se proportionne par ce moyen à la maladie d'un chacun. On ne transporte point ordinairement l'Eau de la Cardinale, parce qu'elle est plus sujette à se corrompre, & qu'une partie de ses principes sulphureux étant dissipée pendant son séjour dans les bouteilles, il ne reste que des sels & souffres grossiers qui travaillent sur les parties métalliques, en changent la disposition, & produisent une liqueur rougeâtre & souvent noire, qui ayant perdu sa vertu, dégoûte entierement par sa couleur.

On fait ordinairement usage des Eaux de Forges depuis le commencement ou la fin de Juin jusqu'à la fin de Septembre, parce que dans cette saiſon, la chaleur faiſant beaucoup plus reſſentir ſes effets, les principes des Eaux minérales ſont plus exaltés, la liqueur eſt auſſi plus légere ſur l'eſtomach, elle pénetre plus facilement dans les différentes parties, & elle a plus de vertu pour détruire la cauſe des maladies; au contraire le tems pluvieux & froid ne convient nullement pour les prendre, parce que leurs parties eſſentielles & actives étant embarraſſées & même trop diſſoutes par le mêlange de la pluye, des eaux des neiges & des glaces qui ſe mêlent avec elles dans les entrailles de la terre, ces Eaux ſe trouvent auſſi plus foibles, plus péſantes ſur l'eſtomach, & moins en état de pénétrer dans les differens conduits où les humeurs ſont arrêtées; d'ailleurs le ſang étant beaucoup plus en mouvement dans la saison d'été, les matieres vicieuses sont moins tenaces, les pores de la transpiration & les autres vaisseaux sont plus ouverts, & la nature par conséquent plus en état de se délivrer des mauvais levains qui dérangent l'équilibre des fluides & des solides. Il faut donc observer que le tems soit chaud, clair, serein, & même lorsque l'on est rendu à Forges pour boire les Eaux, il faut éviter les brouillards qui sont assez fréquent dans les lieux où sont les Fontaines, & qui produisent assez souvent des rhumes & fluxions sur différentes parties; car quoique l'on puisse se mettre à couvert de leur impression, en s'attachant à tenir chaudement. toutes les parties qui peuvent être exposées à leurs injures. Cependant l'air extérieur que l'on respire participant de leur mauvaise qualité, peut retarder, ou même diminuer l'effet des Eaux ; il est donc plus à propos d'attendre le matin une heure ou deux plus tard, afin que le soleil ayant dissipé par ses rayons ces exhalaisons fâcheuses, l'on soit en état de ressentir avec plus de fruit toute la vertu de cette liqueur.

Avant que de faire usage des Eaux minérales de Forges, il est nécessaire de prendre des précautions pour faciliter leur vertu, & détruire ce qui pourroit s'opposer à leur effet. On doit donc vuider les premieres voies & donner liberté à la circulation pour se débarrasser des matieres étrangeres qui l'infectent, on diminuera le volume du sang par des saignées que l'on fera faire en plus grande ou petite quantité suivant la plenitude des vaisseaux & la force des malades.

On viendra ensuite à la purgation qui doit être proportionnée au tempéramment, à la qualité & quantité de l'humeur dominante, par ce moyen les veines & les arteres se trouvant dans une juste dilatation, le sang ayant plus de liberté pour se dégager des mauvais levains qui l'embarrassent. Les premieres voies, savoir l'estomach, les intestins, les veines lactées ayant été délivrés des matieres étrangeres qu'ils contenoient, les Eaux ne trouveront plus d'obstacles à leurs opérations, passeront plus facilement dans les differens conduits où elles doivent parvenir, d'ailleurs en observant cette méthode, on évitera des pesanteurs, douleurs d'estomach, foiblesses de poitrine, gonflement de bas ventre, vomissement fâcheux, diarrhées & autres accidens qui obligent les malades de quitter les Eaux & s'opposent souvent à leur guérison ; quelquefois même malgré ces précautions, lorsque l'on est dans l'usage des Eaux, quelqu'uns de ces accidens surviennent, auxquels il convient de faire des remedes suivant la nature des maladies. L'on doit laisser ce soin aux Médecins qui sont sur les lieux, parce qu'ils seront plus en état d'ordonner les saignées & purgations convenables, & de se servir des remedes spécifiques qui puissent calmer tous ces symptômes, & donner par ce moyen une liberté aux Eaux d'agir avec plus de force & d'efficacité.

Il y a auſſi des maladies, comme les coliques nephrétiques, obſtructions des viſceres & autres, dans leſquelles les bains ſont utiles & doivent précéder l'uſage des Eaux.

On fait ordinairement tous les remedes dont nous venons de parler, ſur les lieux d'où l'on part pour ſe rendre à Forges, & quand on eſt arrivé, on ſe contente tout au plus, ſi le ventre ſe trouve reſſerré, de prendre quelque lavemens pour ſe diſpoſer à aller à la ſource. Cependant ſi l'on vouloit mieux profiter de l'effet de ces remedes généraux, il faudroit les faire dans le lieu-même des fontaines, lorſque l'on eſt délaſſé un jour ou deux des fatigues du voyage, parce qu'il arrive ſouvent que la longue diſtance des lieux ayant produit de nouvelles crudités, l'on eſt obligé de réitérer les mêmes remedes quand on eſt arrivé à Forges, ce qui eſt ennuyeux & dégoûtant pour les malades.

Il y a pluſieurs perſonnes qui ſe perſuadent que lorſque l'on a commencé à boire des Eaux minérales, on doit néceſſairement les continuer tous les ans, & même qu'il peut en arriver pluſieurs accidens, ſi l'on ceſſe de s'en ſervir. Sur ce principe l'on devroit auſſi prendre les mêmes remedes tous les ans dont on a fait uſage dans une maladie, puiſque la même raiſon s'y trouve & que les Eaux minérales ſont des médicamens naturels propres pour remplir les mêmes indications dans les maladies, que les diurétiques, les apéritifs, les fondans, les réſolutifs dont on n'a pas penſé encore de de faire réiterer l'uſage, lorſque les malades ont été parfaitement guéris; il faut donc abandonner ce ſaux principe, & être aſſuré que les Eaux de Forges ne ſont point un remede indifferent, c'eſt-à-dire, qu'elles peuvent faire du bien ou du mal, & par conſéquent que perſonne ne doit en faire uſage, qu'il ne connoiſſe auparavant la néceſſité de les prendre. L'on doit cependant ſe perſuader que lorſque la cauſe d'une maladie n'a point été entierement détruite dans la premiere année, & qu'il reſte encore quelque vice dans les humeurs, il faut reprendre de ces Eaux, & les quitter, lorſqu'on ſe trouvera guéri.

Nous remarquons auſſi qu'il y a des perſonnes qui ſouvent ayant été guéries par le moyen des Eaux minérales, n'obſervent point le régime qui convient pour ſoutenir la nature dans une bonne diſpoſition, & qui après avoir fait uſage d'un remede ſi ſalutaire ſe laiſſent aller à de nouveaux excès; ou bien même qui par le défaut du bon temperament ne peuvent point ſe conſerver dans le même état de ſanté; l'on peut être aſſûré, que dans ces perſonnes, il ſe forme d'une année à l'autre de nouveaux embarras dans les vaiſſeaux, qui occaſionnent ſouvent les mêmes maladies; il faut alors qu'elles ayent recours aux Eaux minérales, puiſque d'ailleurs tout le monde ſçait que l'on doit ſe ſervir d'un remede dont on s'eſt bien trouvé la premiere fois.

Je ne m'appliquerai point ici à expliquer la maniere de prendre les Eaux de Forges, la quantité que l'on en doit prendre, ni même le régime que l'on doit obſerver, chaque Médecin a ſon avis different; d'ailleurs il eſt plus à propos de conſulter ſur cela le Médecin qui eſt ſur les lieux, qui ſera plus en état de fixer le tems propre, les doſes & le régime qui conviendront aux differens tempéramens & à la maladie : on ſera même plus aſſûré par ce moyen, en obſervant avec attention ſes avis, de reſſentir les merveilleux effets de ces Eaux, qui nous obligent tous les jours de les regarder avec étonnement comme une piſcine miraculeuſe à qui un Ange donne de puiſſants mouvemens, que les lumieres bornées de notre eſprit ne nous permettent pas de pénétrer; c'eſt auſſi cette raiſon qui me perſuadera que l'on peut trouver quelqu'un, & la postérité même sera obligée à celui qui, par l'excellence de son esprit & une application plus sérieuse, découvrira quelque chose de plus particulier & vrai-semblable dans la nature & les effets des Eaux de Forges; j'aurai l'avantage de profiter de ses justes idées, & lui déclarerai volontiers que

Errare est hominis, sed non persistere, sæpe
Optimus est portus vertere consilium.

FIN.

Phénomene ſur un mouvement particulier & naturel de la Fontaine nommée la REINETTE.

IL m'a paru à propos d'ajouter ici quelques reflexions ſur un mouvement particulier qui ſe fait naturellement dans les Eaux de la Fontaine nommée la Reinette, & que l'on n'apperçoit point dans les autres fontaines, ce qui a même occupé le raiſonnement de quelques Médecins, & leur a donné occaſion de penſer differemment pour en découvrir la cauſe.

Ce mouvement n'eſt autre choſe qu'un écoulement d'une petite quantité de quelques parties d'une matiere rougeâtre & très-légere, ſéparée en floccons, qui ſe fait dans le baſſin de la Reinette en tout tems, mais qui devient ordinairement très-conſiderable tous les jours ſur les ſix ou ſept heures du matin & aux mêmes heures le ſoir, ſans que l'on apperçoive aucun augmentation ſenſible dans le volume de l'eau.

Mon intention n'étant point de refuter les differens ſentimens d'un chacun ſur la régularité de ces évacuations; j'avoue volontiers que la cauſe de ce mouvement étant cachée dans les entrailles de la terre, & ne pouvant en juger que par conjecture, l'on ne doit point auſſi ſe flatter de découvrir le véritable agent qui produit cet effet; cependant j'ai jugé à propos de déclarer l'idée que je me ſuis formé ſur ce ſujet, & c'eſt même celle qui m'a paru la plus ſimple & naturelle.

Je penſe donc que les Eaux de la Reinette participans d'une portion très-légere de parties ſalines & minérales, comme le goût & leurs foibles vertus nous le font aſſez connoître, il faut par conſéquent ſe perſuader que la Roche du minéral eſt peu abondante, remplie de matieres terreſtres & mal digérées ; il doit donc ſe former une quantité conſiderable de ces floccons, qui ne ſont autre choſe que les parties imparfaites & les plus légeres du minéral, qui étant privées de principes ſalins, demeurent indiſſolubles, échapent à l'action des fluides, & ſont entraînées avec eux dans leur écoulement naturel ; cela étant, l'on comprend facilement, qu'il doit ſe détacher en tout tems de ces floccons qui ſont emportés par le courant de l'eau ; mais comme nous remarquons ordinairement que ces matieres légeres s'écoulent en plus grande abondance dans les heures marquées ci-devant, l'on doit penser naturellement que les parties de l'eau ont besoin d'un intervalle de tems, apparemment d'onze ou douze heures pour détacher ces matieres & les transporter dans le bassin de la Reinette, dans une quantité plus considerable que pendant le cours du jour & de la nuit ; & le volume d'eau qui est toujours égal pendant l'évacuation de ces matieres est une preuve assez suffisante pour nous convaincre qu'il ne se fait aucune augmentation des parties de l'eau dans la source, ni dans les canaux soûterrains où elles coulent, & par conséquent que les Eaux étrangeres ne peuvent en aucune façon produire cette régularité de mouvement que nous appercevons dans la fontaine de la Reinette.

Ce qui peut encore donner lieu au ſentiment que je propoſe, & ſoutenir dans cette idée, c'eſt que l'on remarque que ces floccons ſortans dans une quantité un peu plus conſiderable dans un tems que dans un autre, ſont un préſage aſſez ordinaire de la pluye, parce qu'alors l'humidité de l'air pénétrant les pores de la terre, & s'inſinuant juſques dans les parties groſſiéres du minéral, doit auſſi contribuer à détacher ces matieres terreſtres & légeres qui doivent être entraînées par le courant de l'eau, & ſe répandre par conſéquent en plus grande abondance dans le baſſin de la Reinette.

Comme j'ai dit ci-devant que ce mouvement reglé étoit particulier à la fontaine de la Reinette, c'est ce qui fait aussi que nous n'appercevons point de ces matieres, ou du moins très-rarement dans les autres fontaines minérales. Il faut donc penser naturellement que les parties du minéral, dont participent ces Eaux, doivent être plus parfaites, compactes & chargées de sels métalliques, en sorte que se formant très-peu de ces matieres terrestres & mal digérées que nous appellons floccons, les parties ovallaires & flexibles de l'eau qui s'insinuent dans les plus petits pores, n'agissent aussi que sur des matieres solides & salines qu'elles rencontrent, en séparent les principes, en font une dissolution intime, & s'unissans avec eux, en forment une liqueur, dont nous appercevons aussi beaucoup plus sensiblement les effets que dans l'eau de la Reinette.

FIN.

DISSERTATION

SUR

LES FIEVRES MALIGNES ET EPIDEMIQUES,

Qui regnent tous les ans dans plusieurs Villages aux environs de Paris.

DISSERTATION

Sur les Fievres malignes & épidémiques qui regnent tous les ans dans plusieurs Villages, aux environs de Paris.

QUOIQUE dans les siécles passés plusieurs Médecins ayent traité des Fievres malignes & épidémiques qui ont regnées en différens endroits, cependant je n'en trouve aucun qui nous donne une description d'une fievre semblable à celle qui paroît tous les ans pendant l'Eté aux environs de Paris : l'on doit cependant se persuader que cette fievre reconnoît la même cause que toutes les maladies épidémiques, sçavoir des vapeurs

a

malignes qui s'élevent des terres que l'on travaille pendant les plus grandes chaleurs du soleil, & quelques fois même des vents chauds & humides qui dérangent assez ordinairement le cours des fluides, & donnent bien-tôt occasion à la corruption des humeurs; mais les symptômes sont si différents de ceux dont les Auteurs font mention dans leurs traités, qu'ils demandent une attention particuliere pour en développer le caractere.

Pour tâcher donc d'en donner une idée aussi vrai-semblable qu'il me sera possible, il est nécessaire d'expliquer les effets pernicieux que produit cette vapeur maligne, qui, en pénétrant dans la masse du sang par la respiration, les pores de la peau, & les autres voyes connues des Médecins & Anatomiſtes, excite une irritation dans les nerfs & les membranes, produit un épaiſſiſſement du ſang, ſuivi ſouvent d'inflammation & dépôts, dérange abſolument le mouvement des liquides, & altere même la ſubſtance des parties.

Pour cet effet l'on doit croire que cette vapeur contient un acide d'une nature particuliere & maligne, qui doit par conſéquent exciter une fermentation extraordinaire avec la bile, qui de ſon côté ayant un ennemi auſſi fort à combattre, abandonne les autres principes du ſang, qui ſe trouvant par ce moyen privés de leur véhicule fermentatif, ſe dérangent dans leur mouvement, & produiſent tous les ſymptômes dont nous allons parler.

Les premiers accidens qui se presentent dans cette maladie, sont le dégoût & les nausées que l'on doit attribuer au mêlange de la bile avec le ferment de l'estomach, & à l'irritation que les sels acides font sur la membrane intérieure; d'ailleurs les mauvais alimens, dont les habitans de ces villages font usage, étant très-disposés à la corruption, ne contribuent pas peu à entretenir le ferment dans sa mauvaise qualité, & par conséquent à donner occasion à cette maladie.

Les autres symptômes qui n'abandonnent point cette maladie sont des chaleurs cuisantes dans tout le corps; des sueurs continuelles; des lassitudes & inquiétudes dans toutes les parties; des douleurs de tête insupportables; des veilles qui épuisent les forces ; une grande ſoif, les urines ſont fort rouges, échauffées, en petite quantité & ſans dépôt ; le ventre eſt aſſez ordinairement reſſerré dans tous ; dans pluſieurs le pouls eſt fort concentré & très-élevé ; il paroît dans quelques uns, des éruptions miliaires, des boutons applatis, & même des taches de pourpre ; enfin dans preſque tous ces malades où l'on ne donne point les remedes convenables dans le commencement ; le délire ſurvient qui les conduit à la mort ſans eſpérance d'aucun ſecours pour les ſoulager.

Il faut auſſi remarquer que cette maladie n'attaque point également tous les habitans de ces villages, mais plûtôt les jeunes gens bilieux ou ſanguins, que les vieillards phlegmatiques ou mélancoliques, ce qui doit nous persuader que la disposition du tempérament contribue aussi à cette maladie.

Il n'est pas surprenant que tous ces symptômes arrivent dans une situation pareille, étant nécessairement produits par le mauvais caractere de cette vapeur maligne : en effet, la grande chaleur & les sueurs continuelles qui accompagnent cette maladie jusqu'à la fin, sont occasionnées par la fermentation de la bile avec cette vapeur acide, & par l'épaississement des autres principes du sang, dont la sérosité se sépare en abondance; les lassitudes & inquiétudes ne doivent leur origine qu'à la difficulté que les humeurs ont de circuler librement dans les parties musculeuses; les douleurs de tête & les veilles continuelles sont l'effet des distentions violentes des membranes du cerveau & du dérangement des eſprits dans leurs cours; la langue eſt aſſez ordinairement, & preſque dans tous ſeche & noire : ce qui marque une grande ardeur dans le ſang & le défaut de fluides propres à diſſoudre les ſels & entretenir la circulation dans les parties ſolides.

La ſoif ne doit être attribué qu'au deſſechement des glandes par le défaut du liquide, & à l'irritation de la bile dans ces mêmes parties; les urines ſont fort rouges, échauffées, en petite quantité & ſans dépôt par le mêlange de la bile avec l'urine, dont les parties aqueuſes & ſalines paſſant en abondance par les pores de la peau, diminuent conſidérablement le volume des ſéroſités qui doivent ſe ſéparer dans les reins.

Le ventre est fort resserré dans tous par la dissipation de ces mêmes parties aqueuses dont une certaine quantité étant destinée pour entretenir la mollesse des excrémens, prend un chemin contraire à son usage; d'ailleurs la bile étant dérangée dans ses couloirs, & se rendant en petite quantité dans les intestins, n'est point en état d'exciter les irritations nécessaires pour engager la nature aux évacuations, le pouls est fort concentré & très-foible par l'épaississement des esprits, le peu de séparation qui s'en fait dans le cerveau, & l'empire que cette vapeur acide a pris sur les principes du sang; souvent aussi le pouls est très-élevé & fort fréquent par la fermentation de la bile, avec cette vapeur acide, qui d'ailleurs se trouvant moins embarraſſée dans les autres principes du ſang, produit des irritations violentes contre les parois des vaiſſeaux, ce qui en augmente la dilatation. Les taches de pourpre ne ſont produites que par le relâchement des vaiſſeaux ſanguins qui laiſſent échaper quelques globules de ſang ſous l'épiderme; le ſéjour auſſi des parties ſalines ſous la peau, en rongeant le tiſſu des vaiſſeaux ſanguins, peut de même produire cet effet; le délire enfin ſurvient par l'épaiſſiſſement des liqueurs & le mêlange des ſels hétérogenes avec les eſprits qui ſe ſéparent dans le cerveau, & dont la fermentation irréguliere dérange leur mouvement; la matiere auſſi qui ſe porte au cerveau ne contribue pas peu à augmenter la cauſe de la maladie & les accidens de la fievre, d'où il résulte souvent un embarras dans le cerveau, une compression sur les nerfs, une distribution irréguliere des esprits animaux, qui ne pouvant pénétrer dans certains endroits, se portent irrégulierement & avec force dans d'autres ; il s'ensuit de là tous les mouvemens extraordinaires que l'on remarque dans ceux qui tombent dans le délire, comme les tressaillemens & les mouvemens convulsifs. D'ailleurs par la chaleur & le mouvement de fermentation, les esprits se dissipent en grande abondance, passent à travers les pores : en sorte que venant bien-tôt à manquer dans les parties principales de la machine, elle se trouve par ce moyen privée du principe de son action, & est réduite à sa fin dernieren.

Cette maladie se manifeste au commencement par un dégoût, une altération, une lassitude & inquiétude qui occupe tout le corps; l'on a ensuite des envies de vomir, une grande chaleur se répand dans toutes les parties, le visage s'enflamme, la douleur de tête survient, le pouls se dérange insensiblement, la fievre paroît: & enfin tous les autres symptômes se déclarent qui réduisent le malade dans l'état où nous venons de le représenter, & qui font assez connoître le caractere malin de cette maladie.

Cette maladie étant de la nature des fievres malignes est toûjours très-dangereuse, & la triste expérience que nous en avons dans ce pays-ci, nous prouve qu'elle est le plus souvent mortelle, puisque tous les ans pendant l'espace de trois ou quatre mois dans deux ou trois Villages qu'elle infecte indifféremment, il meurt assez ordinairement cinq ou six cens personnes. Cependant les ordres que j'ai reçu de la Cour pour visiter ces malades, m'ayant obligé de chercher des remedes pour les soulager, m'ont en même tems fait connoître que l'on peut dérruire cette maladie & s'opposer à ses progrès en prévenant dans le commencement les symptômes fâcheux qui accablent bien-tôt le malade. Ceux dont les sueurs se terminent en vingt-quatre heures, sans affoiblir les forces considérablement, peuvent bien tôt espérer leur guérison; ceux au contraire qui suent continuellement se trouvans par ce moyen extrêmement affoiblis, sont dangereusement malades & ont beaucoup de peine à se rétablir. Ceux qui ont le pouls fort fréquent & élevé avec une chaleur moderée, ſont moins en danger que ceux dont le pouls eſt concentré & très-foible, joint à une chaleur intérieure; & dans ces derniers le délire ſurvient bien-tôt contre lequel les remedes n'ont aucun effet. Ceux dans leſquels il paroît des taches de pourpre qui ſe diſſipent quelque tems après, ſont réduits à l'extrémité, & échappent rarement à la fureur de cet ennemi. Ceux au contraire dans leſquels ces taches ſe font appercevoir pendant deux ou trois jours, & ſe terminent en eſpece de farine, ſont bien-tôt hors de danger; il y en a quelqu'uns dans leſquels les ſueurs ayant ceſſées, les urines ont coulé en abondance, ce qui leur a procuré un ſoulagement dans leurs maux

& une guérison prochaine; enfin presque tous ces malades étant affligés des symptômes les plus fâcheux que nous venons de citer , sont en très-grand danger, si l'on ne prévient par des remedes convenables les suites funestes de cette maladie.

Il s'agit maintenant de trouver des remedes qui puissent en peu de tems s'opposer aux effets pernicieux de cette vapeur maligne, & détruire cette maladie qui tend à la ruine de l'œconomie animale.

Pour cet effet l'indication que l'on doit avoir au commencement , est de procurer un libre espace à la circulation des humeurs, afin que par ce moyen la masse du sang puisse plus facilement se dégager des matieres salines hétérogenes qui l'oppriment ; il faut pour cela employer la ſaignée du bras & même du pied, ſur-tout dans ceux dont le pouls eſt fort fréquent & très-élevé, & s'en tenir à ces deux ſaignées, qui doivent être faites en très-peu de tems, parce que j'ai remarqué que cette opération ne convenoit plus dans la ſuite de cette maladie, & même qu'elle étoit pernicieuſe.

Les premieres voyes étant auſſi le ſiege des matieres corrompues qui ſe répandent dans la maſſe du ſang, pour en prévenir l'effet, l'on ſe déterminera à l'uſage des vomitifs, comme le tartre ſtibié, ou le Kermès minéral dont je me ſuis ſervi avec ſuccès, & deux heures après l'on fera prendre deux onces de Manne dans une décoction de Tamarins; l'on peut auſſi donner avec ſuccès le Kermès minéral avec l'Antimoine diaphorétique ; ces remedes ayant produit leurs effets, l'on mettra le malade dans l'usage des tisanes faites avec les feuilles de Pimprenelle, l'Alleluya, les racines de Scorsonnaire, le Chiendent, les fruits de Berberis, quelques tranches de Citron & le Nitre purifié ; l'on peut aussi préparer une tisane avec les feuilles de Scordium, la Pimprenelle & la racine de Caryophillata, & dans chaque verre de tisane l'on ajoute trois ou quatre goutes d'esprit de Nitre ou de Souffre ; dans des tempéramens où le ventre est extrêmement resserré, il faut leur préparer une tisane faite avec les feuilles & racines de Chicorée sauvage, la Pimprenelle & les Tamarins ; ces remedes vuident les premieres voyes, tiennent le ventre libre, & temperent le mouvement

mouvement de la bile, ce qui convient parfaitement dans cette ſituation.

Après avoir dégagé les premieres voyes, & tempéré le mouvement des humeurs, il faut s'attacher à rompre, émouſſer, & embarraſſer les pointes des ſels acides & corroſifs qui dominent dans la maſſe du ſang, ce que l'on obtiendra par le moyen des Sudorifiques & Cordiaux tempérés, tels que ſont la confection d'Hyacinthe, les yeux d'Ecreviſſe, l'Antimoine diaphorétique, le Bol d'Armenie, la corne de Cerf préparée, la ſemence d'Oſeille, la Pimprenelle, les Trochiſques de Camphre, le Syrop de limon ou d'Aigret, le tout mêlangé ſelon l'art, approprié au tempérament, à l'âge & ſelon la force de la fievre. Dans quelques uns où les veilles sont opiniâtres, l'on peut leur faire prendre avec succès le soir un gros de Diascordium dans un peu de vin ; l'on peut réiterer ces remedes suivant l'opiniâtreté de cette maladie qui se termine assez ordinairement en trois jours, & souvent dans l'espace de vingt-quatre heures réduit les malades à la mort. Cependant la plûpart de ces malades ont ressenti les bons effets des remedes ci-dessus qui leurs ayant prolongé leurs jours, les ont en même tems obligé à une éternelle reconnoissance envers leur Créateur & leur Souverain. Il faut aussi, après que la fievre a quitté, & que les autres accidens ont cessés, continuer pendant quelques jours l'usage de la tisane, y ajoûtant le tiers de vin.

Le régime que les malades doivent obſerver dans cet état eſt borné aux bouillons que l'on doit faire avec le bœuf, le veau & la volaille, dans leſquels il faut ajoûter la Bourrache, la Chicorée, le Creſſon, la Pimprenelle, le Cerfeuil, le Pourpier & l'Oſeille. Les gelées de corne de Cerf avec le Citron conviennent auſſi dans cette ſituation, mais l'état miſerable de ces malades qui ſouvent les prive des bouillons dont ils ont beſoin, les empêche à plus forte raiſon de ſe procurer ce ſecours.

Pour achever enfin la guériſon de cette maladie, & prévenir les rechûtes, il faut quelques jours après que la fievre a quitté, faire uſage d'une purgation compoſée avec les feuilles de Bourrache, le Scordium, le Chamædris, la petite Centaurée, les racines de Caryophillata & de Scorsonnaire, les follicules de Sené, les Tamarins, le sel d'Absynthe, la Manne ou le Syrop de roses solutif, le tout proportionné au tempérament.

Je me sers aussi avec succès dans toutes ces maladies d'une poudre solaire que j'ai fait préparer en particulier, qui est un spécifique pour tempérer la grande ardeur de la fievre, corriger la malignité des humeurs, faciliter la circulation, empêcher les dépôts, & résister même à la corruption. Si on s'en sert par précaution, la dose est d'un gros dans le cours de la maladie : on la prend dans un peu de vin chaud ; & les personnes qui veulent s'en servir pour éviter les fievres malignes dans le tems de la contagion peuvent en prendre un demi-gros ſeulement tous les matins à jeun dans un demi-verre de bon vin, & continuer pendant quinze jours, ou par intervalle tous les deux ou trois jours.

Je me flatte que Sa Majeſté ayant une attention ſinguliere aux beſoins de ſes Sujets, voudra bien choiſir dans ces occaſions des gens capables & entendus dans la pratique de ces maladies, qui demandent un traitement particulier, que l'on ne doit point confier à l'expérience de ceux qui n'en ont point la connoiſſance, d'autant plus que ſouvent la grandeur & célérité du mal, ne donnent point le tems de reflexion, & que tous les momens ſont précieux pour la guériſon de cette maladie.

Les remedes que j'ai employé depuis vingt ans, ayant eu tout le succès que l'on pouvoit espérer pour arrêter le cours, procurer la guérison & éviter les suites fâcheuses de cette maladie, suivant les certificats de Messieurs les Magistrats, Curés & Seigneurs des Villes, Bourgs, & Paroisses que j'ai été obligé de communiquer à Messeigneurs du Conseil de Sa Majesté, en leurs remettant plusieurs fois des copies que j'ajoûterai au bas de cette Dissertation, pour prouver évidemment que, non seulement j'ai donné tous mes soins & peines, mais même que j'ai fourni à mes dépens plusieurs remedes pour le traitement des pauvres malades, qui n'auroient pu guérir sans ce secours & cette attention. Il paroît donc très-à-propos que Sa Majeſté prenne toutes les précautions néceſſaires pour détruire & empêcher les progrès de cette maladie, puiſque les ſuites en ſont d'autant plus intéreſſantes, qu'elles tendent, en perdant les hommes, à affoiblir l'Etat.

Toutes ces raiſons m'obligeront de plus en plus à m'appliquer à la connoiſſance de ces maladies, & je ſerai toûjours prêt à ſacrifier mes peines, ſoins, dépenſes & ma vie même pour les intérêts de Sa Majeſté, dans toutes les occaſions qui ſe préſenteront; & lorſque le Conſeil voudra bien m'en informer & m'honorer de ſa confiance, je me flatte même de donner dans la ſuite des obſervations qui feront encore mieux connoître le caractere de cette maladie.

CERTIFICATS

Accordés en conséquence des Guérisons faites dans les Maladies contagieuses.

NOUS soussigné Mellon Bonaventure, Seigneur, Ecuyer, Conseiller du Roi, Président subdélégué à l'Intendance de la Généralité de Paris, en la Ville & Election de Pontoise, y demeurant, certifions à tous qu'il appartiendra; que sur l'avis certain qui nous a été donné, qu'il regnoit une maladie de fievre maligne & pourpreuse dans la Paroisse de Cergy située dans l'étendue de notre Jurisdiction & Subdélégation, & qui n'est éloignée de cette Ville que d'une demi-lieue, qui faisoit un grand progrès

progrès, dont il mouroit plusieurs personnes, faute de secours & conseils, parce que les gens de la campagne, tant par esprit de ménage, que par misere, appréhendent les Médecins; Nous avons prié & requis Monsieur DONNET Médecin établi en cette Ville depuis quelques années, de se transporter en ladite Paroisse de Cergy, à l'effet d'y visiter tous les malades, de leur donner ses avis & conseils, & leur ordonner les remedes convenables, & de nous en rendre compte de tems en tems pour prendre toutes les précautions nécessaires pour empêcher l'accroissement d'un mal qui ne devient que trop commun en ces quartiers-ci, & que nous remārquons qui se renouvelle plus volontiers dans les nouvelles Lunes. Ledit sieur DONNET, s'y eſt tranſporté avec aſſez de ſuccès pour échaper à la malignité de ce mal, preſque tous ceux qui ont voulu ſuivre ſes avis, & prendre ſes remedes, lorſqu'il a commencé à les traiter dans les premiers commencemens de leur maladie, & il ne lui a échappé que ceux dont le mal étoit trop avancé & invétéré pour les ſauver, faute d'avoir voulu ſe ſervir de ſes remedes : de maniere qu'il a conduit les choſes au point juſqu'à préſent, qu'il paroît que le mal eſt à ſa fin, & que s'il en paroît encore quelques convaleſcens, il y a lieu d'eſpérer qu'il n'aura plus d'autres progrès, dont du tout nous avons rendu compte à Monſeigneur de Harlay, Intendant de la Généralité de Paris : tous leſquels ſoins, viſites & tranſports ſur les lieux,

& remedes même qu'il leur a fourni, il l'a fait très-gratuitement pour le service du Public & à notre priere, dans un tems & saison, où cette Paroisse étoit d'autant plus affligée, que la plûpart des habitans d'icelle ont perdu le profit ordinaire qu'ils ont coûtume de faire dans le tems de la récolte de la présente année; pour quoi ledit sieur DONNET mérite une récompense proportionnée à ses soins, peines & dépenses; en foi de quoi nous avons signé les présentes, & apposé le cachet de nos Armes. A Pontoise ce jourd'hui vingt-huit Août mil sept cens vingt-neuf.

SEIGNEUR.

NOUS soussignés Curé & Vicaire de la Paroisse de Cergy & Gency près Pontoise, certifions à tous qu'il appartiendra que le sieur DONNET Médecin de la Faculté de Montpellier a donné tous ses soins *gratis* pour la guérison des maladies épidémiques qui ont regnées dans ce pays-ci, & que depuis six semaines il a visité les malades exactement, en a réchappé plusieurs qui auroient subi le même sort, de ceux qui sont morts au nombre de soixante-dix en très-peu de tems avant que nous eussions son secours, & que même il a aidé les pauvres en leur donnant *gratis* les remedes qu'il a cru leur convenir; ce que nous assûrons véritable, & en foi de quoi nous avons signé le présent Certificat audit Cergy, ce vingt-sept Août mil sept cens vingt-neuf.

DUCROT, Curé de Cergy.

LE FER, Vicaire de Cergy.

NOUS Juge dudit Cergy, certifions que le contenu ci-dessus est véritable. Lesdits jour & an ci-dessus.

LE FEBVRE.

NOUS soussigné Nicolas Le-Gros, Sieur de Magnitot, Conseiller du Roi, Président-Prevôt Royal de Pontoise, certifions que le Certificat du Sieur Ducrot, Curé de Cergy est signé de la signature ordinaire du Sieur Ducrot, & que foi doit y être ajoutée; en foi de quoi Nous avons donné le présent, l'avons signé, & y avons apposé notre cachet ordinaire, pour servir & valoir ce que de raison. Fait à Pontoise ce vingt-huit Août mil sept cens vingt-neuf.

LE GROS.

NOUS Pierre De Monthier Chevalier, Seigneur du Fey, Conseiller du Roy, Président-Lieutenant général de Pontoise, certifions à tous qu'il appartiendra que le Certificat de l'autre part est véritable, & est signé du sieur Ducrot Prêtre-Curé de Cergy; en foi de quoi nous avons signé le présent Certificat, & à icelui avons apposé le cachet ordinaire de nos Armes. Fait audit Pontoise ce vingt-neuf Août mil sept cens vingt-neuf

DE MONTHIER.

NOUS Robert Tallebot, Seigneur du Fayet, demeurant à Pontoise, & possédant maisons & héritages au Village de Cergy, certifions à tous qu'il appartiendra, que le Sieur DONNET Médecin de la faculté de Montpellier, a viſité de notre connoiſſance & très-exactement les malades de ladite Paroiſſe de Cergy pendant ſix ſemaines, qu'il leur a donné tous les ſecours néceſſaires, & même fourni les remedes *gratis* aux Pauvres ; en foi de quoi nous avons ſigné le préſent, le vingt-ſept Août mil ſept cens vingt-neuf.

TALLEBOT.

NOUS ſouſſigné Gabriel Denis, ancien Capitaine d'Infanterie, certifions à tous qu'il appartiendra, que le ſieur DONNET Médecin de la faculté de Montpellier, a viſité exactement les malades de cette Paroiſſe de Cergy pendant ſix ſemaines, qu'il leur a même donné les ſecours néceſſaires par les remedes qu'il leur a fourni *gratis*, en foi de quoi nous avons ſigné.

Ce vingt-ſept Août mil ſept cens vingt-neuf.

DENIS.

NOUS Subdelegué à l'Intendance de la Généralité de Paris, en cette Ville & Election, ſouſſigné, en exécution de l'ordre de Monſeigneur de Harlay Conſeiller d'Etat, Intendant de ladite Généralité, à nous addreſſé par ſa lettre miſſive du vingt-trois du préſent mois, ordonnons à Monſieur DONNET Medecin en cette Ville, de ſe tranſporter dans les Paroiſſes d'Edouville, Frouville, Amblainville, la Villeneuve-le-Roi, & autres Paroiſſes des environs, ſi beſoin eſt, pour traiter & viſiter les malades qui pourront encore s'y trouver attaqués de certaines maladies populaires, & que l'on peut dire contagieuſes, & en dresser son rapport détaillé & circonstancié de la qualité de ladite maladie & des remedes qui y conviennent, lequel rapport il nous remettra, pour l'envoyer à mondit Seigneur l'Intendant. A Pontoise le vingt-quatre Août mil sept cens trente.

SEIGNEUR.

JE soussigné Prêtre, Curé de la Paroisse de S. Martin de Frouville, certifie que Monsieur DONNET Médecin à Pontoise, a donné ses soins pour la guérison des maladies contagieuses qui ont regnées dans madite Paroisse, & a fait plusieurs visites à ce sujet *gratis*. Fait à Frouville ce dix-huit Septembre mil sept cens trente.

BOULET, Prêtre-Curé de Frouville

JE soussigné Prêtre-Curé d'Hédouville, certifie que Monsieur DONNET Médecin à Pontoise a donné ses soins pour prévenir les maladies contagieuses qui régnoient dans ma Paroisse, & a fait plusieurs visites *gratis*. Fait ce dix-huit Septembre mil sept cens trente.

MALLET.

JE soussigné Religieux, Prêtre de l'Ordre de la Sainte Trinité, Desservant la Paroisse de la Ville-neuve-le-Roi en l'absence de Monsieur le Curé, certifie que Monsieur DONNET Docteur en Médecine, a visité les malades de cette Paroisse dans les maladies contagieuses dont elle a été affligée, & l'a fait à divers fois & voyages réiterés; en foi de quoi j'ai signé ce présent Certificat. Ce dix-huit Septembre mil sept cens trente.

COUET, Trinitaire.

NOUS soussignés Prieur, Curé, Vicaires, Notaire Royal & Greffier, Sindic & Marguillier en Charge de la Paroisse d'Auvers, Vicariat & Election de Pontoise, certifions à tous qu'il appartiendra, qu'une maladie épidémique ayant affligé ladite Paroisse, de telle sorte qu'il en étoit mort en très-peu de jours huit à neuf habitans, ce qui avoit allarmé & causé une grande frayeur; sur quoi Monsieur DONNET Docteur en Médecine, établi audit Pontoise, seroit venu le quinze Mai dernier & les jours suivans visiter ladite Paroisse, & donner des remedes aux malades si efficaces, qu'ils ont opéré une parfaite guérison sur quinze ou vingt personnes attaquées de ladite maladie; & que depuis le jour de son arrivée jusqu'à ce jour vingt-cinq Juin, présente année mil sept cens trente-sept, il n'en est mort aucun; c'est pourquoi après avoir rendu au Seigneur de très-humbles actions de graces d'avoir béni les remedes dudit Sieur DONNET, il est juste que nous lui rendions témoignage de la vérité, & que nous prions qu'on ait égard à son sçavoir, à ses peines & à son désinteressement pour les Pauvres. Fait le jour & an que dessus.

MOTTE, Prieur d'Auvers.

J. CHEROUISSE, Vicaire. d'Auvers

CHOLINET, Vicaire d'Auvers.

GRANDIN, Notaire Royal.

Pierre CHAUQUET, Sindic.

François POSTOLLE, Marguillier en Charge.

NOUS Louis Jean Le Febvre, Avocat en Parlement, Conseiller du Roi, ancien Lieutenant Criminel de l'Election de Pontoise, ancien Président au Grenier à Sel dudit Pontoise, Prevôt de la haute, moyenne & basse Justice d'Auvers, Baillage de Pontoise, certifions à tous qu'il appartiendra, que Me Jean-François DONNET Docteur en Médecine de la Faculté de Montpellier, & Médecin du Roi pour les maladies contagieuses, demeurant audit Pontoise, s'est adonné avec autant de soin & assiduité que de zéle & libéralité pour la guérison des maladies contagieuses & épidemiques qui ont regnées dans l'étendue & Paroiſſe dudit Auvers ; & que depuis ſix ſemaines ou environ que ledit Sieur DONNET a viſité les malades exactement, il a guéri & échapé tous ceux qui ſe ſont conformés à ſes conſeils & avis ; de ſorte qu'il n'en eſt mort aucun, quoiqu'avant ſon arrivée & tranſport dans cette Paroiſſe, la mort ſoudaine & prompte de pluſieurs habitans, eut allarmée & cauſée une grande frayeur dans l'eſprit des autres habitans, à laquelle le calme a ſuccédé par la grande confiance qu'ils ont eu en ſa perſonne, en ſes bons & charitables ſoins, dont les effets ſe ſont étendus envers les pauvres habitans d'une maniere libérale de la part dudit Sieur DONNET, en leur diſtribuant *gratis* les remedes qu'il a cru leur convenir ; en indice de la vérité de tout ce que deſſus, avons ſigné ces préſentes, au bas d'icelles appoſé le cachet de nos Armes, & délivré audit Sieur DONNET ce requérant, pour ſervir ce qu'il appartiendra par droit & raiſon. Ce jourd'hui premier Juilliet, mil ſept cens trente-ſept.

LE FEBVRE.

JE ſouſſigné Ecuyer, Conſeiller, Sécretaire du Roï, Maiſon, Couronne de France & de ſes Finances, Seigneur de Frouville, certifie qu'ayant été informé des maladies arrivées aux environs & dans la Paroiſſe de Frouville, leſquelles avoient déja fait beaucoup de progrès dans leſdits lieux & dans ladite Paroiſſe, où il étoit déja mort pluſieurs perſonnes, je me déterminai à y envoyer Monſieur DONNET Médecin de la Faculté de

Montpellier, dont je connois la bonne conduite & capacité; & qu'ayant séjourné deux jours dans ladite Paroisse de Frouville, il y a traité plus de trente malades, dont aucun n'est mort pendant ce tems ; je certifie aussi qu'il est de ma connoissance, suivant ce que m'en a écrit Madame la Marquise de Balincourt, qu'il a été mandé à Nêle, Village près de Frouville appartenant à Monsieur de Balincourt, & qu'il y a traité plusieurs malades avec succès; le présent Certificat pour servir à Monsieur DONNET, ce que de raison. Fait à Paris le dix-sept Juillet mil sept cens quarante-sept.

BERGERET.

JE soussigné Prêtre-Vicaire de la Paroisse de Saint Martin de Frouville, la Cure étant vacante te par la mort de Monſieur le Curé, certifie que Monſieur DONNET Médecin de la Faculté de Montpellier, réſident à Paris, s'eſt transporté dans ce pays-ci pour avoir ſoin & traiter les malades qui étoient en quantité, & dont il en étoit mort pluſieurs avant ſon arrivée ; mais depuis que les malades ont uſé de ſes remedes, il n'y en a eu aucun qui ſoit mort, & que par ſes ſoins & ſa vigilance, il les a tous guéri ; en foi de quoi je lui ai délivré le préſent Certificat. A Frouville ce ſeize Juin mil ſept cens quarante-ſept.

LABITTE, Vicaire de Frouville.

www.ingramcontent.com/pod-product-compliance
Lightning Source LLC
LaVergne TN
LVHW020026170826
845678LV00001B/139

* 9 7 8 2 3 2 9 7 7 1 2 8 1 *